Leben mit Cholesterin

*Was Sie schon immer über
Cholesterin und Ernährung
wissen wollten.
Und über das Thema
Apherese (Blutfettwäsche).*

Alle Rechte, insbesondere des auszugsweisen Nachdrucks, der Übersetzung und jeglicher Form der Wiedergabe vorbehalten.

Copyright © 2000 by
Karin & Bernhard Sibbe
Alle Rechte liegen bei den Autoren

Herstellung:
Libri Books on Demand

Printed in Germany
ISBN NR: 3-00-006648-9

Soweit in diesem Buch eine Dosierung, Applikation, Therapie- oder Übungsanleitung erwähnt wird, darf der Leser darauf vertrauen, dass diese Angaben dem aktuellen Stand der Wissenschaft und Forschung entsprechen. Für dergleichen Angaben kann jedoch keinerlei Gewähr übernommen werden. Jede Dosierung, Applikation oder Therapie erfolgt auf eigene Gefahr des Benutzers. Der Verlag schließt eine Haftung für etwaige Personen- Sach- und Vermögensschäden aus.

Wir alle sind für unsere Gesundheit, unsere Fitness und Lebensfreude selbst verantwortlich.

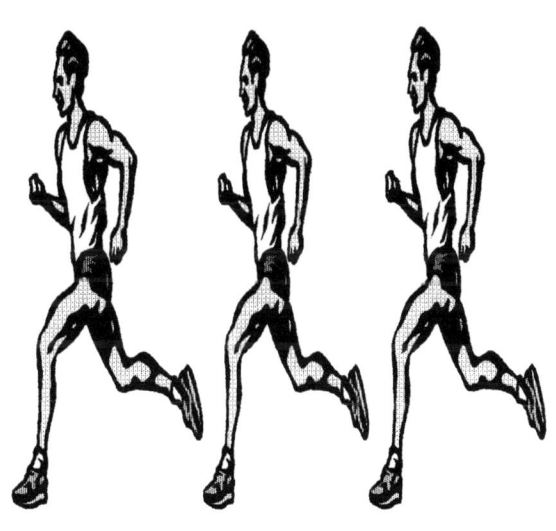

Inhalt

Info vom Autor	7
Vorwort	8
Wie gehe ich mit Cholesterin um	14
Cholesterin, was ist das	16
Familiäre Hypercholesterinämie	20
Eigene Notizen	21
Grundsätze der lipidsenkenden Diät	22
Gesundheitsrisiko Übergewicht	23
Kinder und Cholesterin	25
Eigene Notizen	27
Behandlung d. familiären Cholesterinämie	28
Fettstoffwechselstörung und Diät	31
Wie erfahre ich meinen Cholesterinspiegel	37
Eigene Notizen	39
Einkaufen, wo wie und was	40
Ballaststoffe, Vitamine und....	44
Cholesterin-Gefahr für die Gefäße	51
Wissenswertes über Apherese	53
Voraussetzung für die Apherese	66
Apherese und Urlaub	68
Eigene Notizen	71
Schlusswort	72
Fachbegriffe	73
Vorwort für Backrezepte	77
Backrezepte	81
Inhaltsverzeichnis für Rezepte	97
Noch ein Wort	98
Nützliche Adressen	102

Info vom Autor

Dieses Buch soll für jeden Leser ein persönliches Unikat werden.
Aus diesem Grund habe ich ein paar Seiten zwischen durch freigelassen, so können Sie sich persönliche Notizen machen.
Vielleicht werden Sie nach einiger Zeit, beim Nachschlagen dieses Buches darüber froh sein.
Sollten Sie noch Anregungen oder gute Ideen haben, so lassen Sie mich dies wissen und schreiben Sie mir, ich bin für jede gute Idee aufgeschlossen.

Nun viel Spaß beim Lesen

Ihre Autoren

E-Mail: cholesterins@aol.com

Liebe Leserinnen und Leser,

dieses Buch soll Ihnen eine wirksame Hilfe im täglichen Leben sein, in erster Linie für Ihre Ernährung. Denn jeder zweite Mensch hat zuviel Cholesterin im Bluthaushalt, einige wissen dies gar nicht oder wollen dies einfach nicht war haben. Da man Cholesterin nicht spürt, es nicht weh tut und man es auch nicht sehen kann. Wenn man das sogenannte Cholesterin aber zu spüren bekommt, ist es meistens schon zu spät. Die Zeichen für ein zu hohes Cholesterin zeigen sich in der Regel mit einem Herzinfarkt oder Schlaganfall. Um eine solche Situation zu vermeiden gibt es viele Möglichkeiten. Sie können regelmäßig Ihre Blutwerte untersuchen lassen, auch in den frühen Lebensjahren, damit meine ich, ab ca. dem 10ten Lebensjahr.

Mit der Ernährung haben Sie die Möglichkeit den Cholesterinspiegel zu senken und normale Werte zu halten. Aber sind Sie doch mal ganz ehrlich, haben Sie sich schon mit Cholesterin und zugleich mit Ernährung beschäftigt, ich glaube, die meisten von Ihnen nicht. Ich brauche nur an mich selbst zu erinnern, als mein Hausarzt mir die Diagnose über meinen viel zu hohen Cholesterinspiegel mitteilte. Damals habe ich meinem Arzt auch nicht ernst genommen.
Es hat dann ca. fünf Jahre gedauert, bis mir bewusst war, was Cholesterin für mich bedeutet, denn ich hatte von heute auf morgen zwei Herzinfarkte. Es ging alles sehr schnell. Notarzt, Krankenhaus, Rettungshubschrauber dann Herzklinik. Erst als ich wieder aufwachte, wusste ich genau was passiert war. Durch meinen viel zu hohen Cholesterinspiegel haben sich die Herzkranzgefäße verschlossen.

Früher lebte auch ich nicht gerade Cholesterinarm. Alles was mir gut schmeckte habe ich gegessen und das war sehr oft hoch cholesterinhaltig. Dazu kam noch Stress und unregelmäßiger Schlaf in meinem damaligen Beruf hinzu. Das Resultat waren zwei Herzinfarkte und eine Herzoperation mit fünf Bypässen.

Seit diesem einschlagenden Ereignis in meinem Leben, habe ich mir vorgenommen, einen anderen Lebensstil zu führen. Ich ließ regelmäßig meinen Cholesterinspiegel prüfen und stellte meine komplette Ernährung um. Zugleich bekam ich von meinem Hausarzt cholesterin-senkende Medikamente ver - schrieben. Nach einigen Monaten stellte mein Arzt fest, dass diese Medikamente mein Cholesterin nicht senken, und trotz meiner cholesterinarmen Ernährung kamen meine Werte nicht nach unten.

Ab jetzt ging es ans Eingemachte, um festzustellen welche Ursachen dafür verantwortlich sind.

Ich kann an dieser Stelle nur sagen, das Untersuchungsergebnis war, dass ich vererbtes Cholesterin habe. Man spricht hier von einer Familiären Hypercholesterinämie.

Diese Krankheit tritt in unserer Zeit immer häufiger auf. Bei einer schweren Hypercholesterinämie bleibt zuletzt nur noch die Apherese (Blutfettwäsche) als Alternative um den Cholesterinwert zu senken. Dieses Verfahren gibt es erst seit einigen Jahren in der Medizin und heißt "LDL-Apherese".

Die Behandlung ist ungefähr gleich wie die Dialyse bei Nierenpatienten, nur das Reinigungssystem ist anders aufgebaut.

Ich möchte dazu noch in eigener Sache bemerken: seit ca. eineinhalb Jahren bin ich selbst in "LDL-Apherese" Therapie.

Angefangen habe ich mit einer Therapie pro Woche, dabei kamen meine Cholesterinwerte nicht auf den gewünschten Wert herunter. Dies bemerkte ich auch an meiner Herzleistung. Nun bin ich zweimal in der Woche bei der LDL-Apherese. Doch ich komme immer noch nicht auf einen Wert von 100 LDL-Cholesterin. Das Ziel liegt bei 80 LDL. Nun habe ich meinen Arzt (er ist Kardiologe und Spezialist für Apherese, Nephrologie und Cholesterin) gesprochen, und wir haben uns daraufhin geeinigt, dass ich nun dreimal in der Woche zur LDL-Apherese kommen werde.
Vorausgesetzt die Vorstandskommission für Blutreinigungsverfahren wird den Antrag von meinem Arzt genehmigen. Sollte der Antrag genehmigt werden, so muss auch meine Krankenkasse noch mitspielen, sonst war alles umsonst.
PS: Wie dieses Verfahren ausgeht, erfahren Sie im Band II.

Dazu kommt allerdings noch, dass ich furchtbare Angst vor Spritzen habe. Die Apherese ist für mich jedes mal ein Alptraum.

Doch die Belohnung dafür ist, dass es mir und meinem Herz wesentlich besser geht. Ich merke es sofort, wenn mein Cholesterinspiegel erhöht ist. Denn durch den hohen Fettgehalt im Blut arbeitet mein Herz viel schwerer.

Zusätzlich nehme ich auch Marcumar zur Blutverdünnung. Bis heute hatte ich drei Herzinfarkte, und eine Herz-Op mit fünf Bypässen. Zuletzt waren durch zu hohes Cholesterin wieder zwei Bypässe verschlossen und es mussten mit einem Herzkatheter zwei Stents eingesetzt werden.

Nun können Sie sich vorstellen, wie ich auf meine Ernährung, sowie auf meine Lebensgewohnheiten achte! Und das in meinem Alter von erst 42 Jahren. Meine ersten zwei Herzinfarkte hatte ich bereits mit 37 Jahren.

Wie gehe ich mit Cholesterin um

Treiben Sie Sport, ausgenommen jedoch Kraftsport. Schwimmen, Ski- langlauf, Wandern, Walking, Rad- fahren und Aqua-Jogging um nur einige Sportmöglichkeiten zu nennen. Wenn es Ihre Zeit zulässt machen Sie eine von den genannten Sportarten für ca. 30 bis 60 Minuten und das mindestens zwei bis dreimal in der Woche.

Denn ausdauernde Bewegung senkt den Cholesterinspiegel und bringt außerdem Ihren ganzen Körper in Form.

Sagen Sie an dieser Stelle bitte nicht folgendes: Nach acht Stunden Arbeit bin ich so fertig, dass ich nur noch auf dem Sofa liegen und fernsehen kann. Das stimmt nicht. Wenn Sie Ihren inneren Schweine- hund erst mal überwunden haben, und an der frischen Luft sind, werden Sie sehen, wie gut es Ihnen tut.
Aber Sie müssen es tun!!!!!

Auch wenn es mal regnen sollte oder im Winter, also bei jedem Wetter.
Kennen Sie folgende Volksweisheit

Nicht das Wetter ist schlecht, nein, Sie sind nur falsch gekleidet.

Es gibt doch nichts schöneres als einen ruhigen Spaziergang durch die Natur. Egal in welcher Jahreszeit, Sie können immer wieder etwas Neues entdecken.

Legen Sie sich einen Hund zu. Dann müssen Sie jeden Tag raus. Gehen Sie mit ihm täglich auf einen Hundeerziehungsplatz.

Fast in jeder größeren Ortschaft gibt es bereits Herzsportgruppen. Erkundigen Sie sich danach bei Ihrem Kardiologen oder bei Ihrer Krankenkasse.

Cholesterin, was ist das?

Wir kennen fast alle das Wort Cholesterin, oder haben es schon beim Arzt gehört. Meistens spricht man vom Gesamtcholesterin, gemeint sind die Werte von HDL high density lipoprotein (Lipoprotein hoher Dichte) und vom LDL low density lipoprotein (Fett- Eiweiß-Gemisch geringer Dichte). Man redet meistens vom guten HDL oder vom schlechten LDL Cholesterin. Dazu kommen noch die Neutralfette (Triglyceride) die unserem Körper vor allem als Energieträger dienen, diese Fette nehmen wir aus tierischen und pflanzlichen Nahrungsmittel auf. Das sind Fette, die im Unterhautgewebe als Energiereserven eingelagert werden. Durch den Darm gelangen Triglyceride und Cholesterin in das Blut, aber diese Fette sind im wässerigen Blut nicht löslich und verbinden sich nur mit bestimmten Eiweißen.

Uber die Lipoproteine (Lipid = Fett und Proteine = Eiweiß) werden die Fette im Blut transportiert. Redet man nun von Blutfetten, sind eigentlich die Fetteiweißverbindungen gemeint.
Ihre erhöhten Triglyceride können Sie wirksam senken:

kein Alkohol
vermeiden von teilresorbierbaren Zucker
Gewichtsreduktion
essen Sie viel Gemüse, Kartoffeln, Getreide und Hülsenfrüchte.

An dieser Stelle möchte ich noch bemerken; Essen Sie weniger Fett, denn Fett macht bekanntlich fett!!!
Unser Körper, die Organe produzieren eine ausreichende Menge an Cholesterin, da der Körper Cholesterin zur Produktion von Hormonen und Aufbau von neuem Gewebe benötigt,

sowie für die Gallensäureproduktion. Aus diesem Grund besteht also kein Anlass für den Menschen, Cholesterin noch zusätzlich zu essen bzw. mit der Nahrung aufzunehmen. Leider lässt sich dies aber nicht immer vermeiden, da in sehr vielen Lebensmitteln Cholesterin enthalten ist. Die nachfolgende Tabelle zeigt Ihnen jeweils auf der linken Seite ein Cholesterin,- und fettreiches Nahrungsmittel, auf der rechten ein cholesterinarmes. Dies ist ein Beispiel, wie Sie Ihre Ernährung umstellen können.

Cholesteringehalt (mg) in 100 Gr.

Butter240	Diätmargarine 1
Mayonnaise142	Mager Joghurt 5
Creme fräich131	Saure Sahne33
Rinderleber320	Lammfleisch70
Hering85	Lachs35
Austern260	Forelle55
Kalbsbries250	Rinderfilet70
Gouda114	Harzer7
Lebertran500	Sanddornsaft0
Kaviar300	Seelachs33

Anhand dieser Liste können Sie bereits den Unterschied zwischen den einzelnen Lebensmittel feststellen.
Diese Aufstellung könnte ich unendlich weiterführen, aber das wäre hier doch zuviel.

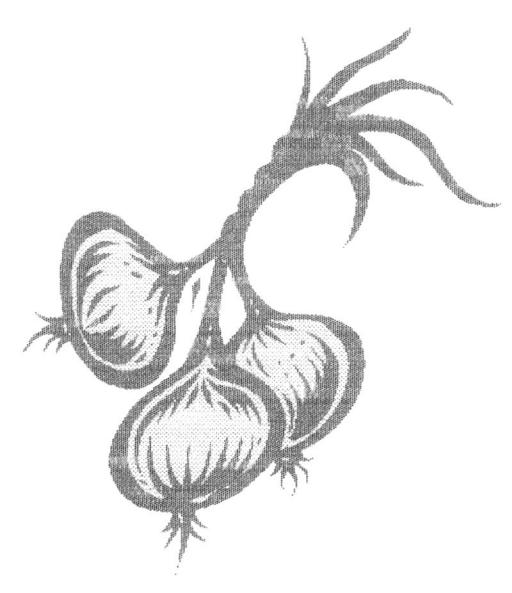

Familiäre Hypercholesterinämie

Zahlreiche Menschen in dieser Gruppe leiden unter schweren genetisch bedingten Fettstoffwechselstörungen. Prognose und eine Therapie hängen von der exakten Diagnose ab.
Zumeist reicht eine diätische Behandlung alleine nicht aus. Hier besteht ein hohes Risiko für eine vorzeitige koronare Herzkrankheit (KHK). Das Ziel einer Therapie bei LDL-Cholesterin liegt bei ca. 100 bis 130 mg/dl. Als erste Maßnahme empfiehlt sich immer eine besondere diätische Behandlung. Diese Maßnahme geschieht am besten zusammen mit einer Diätassistentin oder einer Ernährungsberatung speziell für cholesterinarme Ernährung. Eine medikamentöse Therapie ist, von wenigen Ausnahmen abgesehen, sinnlos wenn sie nicht durch eine Nahrungsumstellung eingeleitet bzw. begleitet wird.

Eigene Notizen

Die Grundsätze einer lipidsenkenden Diät

-Verringerte Aufnahme von Fett, dabei ist besonders auf gesättigte Fettsäuren zu achten.

-Nahrungsmittel mit hohem Gehalt an Proteinen, Ballaststoffen und Fasern dabei aber arm an gesättigten Fettsäuren.

-Eine erhöhte Aufnahme von einfach und mehrfach ungesättigten Fettsäuren.

-Verringerte Cholesterinaufnahme

-leicht verringerte Natriumaufnahme.

Die Nahrung der Mittelmeerländer mag hier als Beispiel dienen.

Mehr zum Thema Diät erfahren Sie ab Seite 31.

Gesundheitsrisiko Übergewicht

In den Westlichen Industrieländern ist Übergewicht verbunden mit einem erhöhten Körperfettgehalt weit verbreitet. Hierbei handelt es sich aber nicht nur allein um ein kosmetisches Problem.
Durch ständiges Übergewicht entstehen auch zahlreiche Folgeerkrankungen, z.B. Diabetes, Gicht, Fettstoffwechselstörung, Bluthochdruck und Herz- Kreislaufbeschwerden.
Somit haben wir sehr viele Gründe, um unser Übergewicht (Fettpolster) abzubauen. Eine einfache Methode für die Berechnung Ihres Normalgewichtes ist die Broca-Formel;

Normalgewicht = Körpergewicht in cm - 100

Bei dieser Formel ist eine Gewichtsschwankung von 10 Prozent noch kein Grund zur Besorgnis.
Wer aber 20 Prozent oder noch mehr Übergewicht hat, sollte unbedingt unter ärztlicher Kontrolle abnehmen.

Kinder und Cholesterin

Auch bei Kindern ist der Cholesterinspiegel oft schon erhöht. Dadurch besteht die Gefahr, dass in jungen Jahren der Grundstein für die Atherosklerose gelegt wird.
Cholesterin kann gefährlich sein, Kinder die einen zu hohen Wert haben, sehen kerngesund aus. Erkrankungen des Herz- Kreislaufsystems treten häufig erst in den mittleren Jahren auf. Vor zu hohen Cholesterinwerten im Erwachsenenalter können wir die Kinder rechtzeitig schützen. Schon im Kindergarten und im Grundschulalter ist es sinnvoll, Kinder auf erhöhte Werte untersuchen zu lassen.
Je früher die Vorsorge beginnt, um so größer ist die Chance, eine vorzeitige Gefäßverkalkung zu verhindern oder hinauszuzögern.

Zu hohe Cholesterinwerte bei Kindern sind entweder erblich bedingt oder auf eine falsche Ernährung zurückzuführen. Meistens sind weitere Risikofaktoren wie Übergewicht, mangelnde Bewegung und leider das Rauchen bei Jugendlichen zu finden.

Wir Erwachsenen sind das Vorbild unserer Kinder, denn Kinder lernen von den Eltern bzw. den Erwachsenen.

Eigene Notizen

Behandlung der familiären Hypercholesterinämie

Die Familiärheterozygote Hypercholesterinämie ist die häufigste Ursache der schweren Hypercholesterinämie und führt zu einer ausgeprägten Erhöhung des Risikos frühzeitiger KHK.

Diät alleine reicht fast nie aus. Zusammen mit Arzneimitteln kann eine gute Einstellung erreicht werden. Wenn zu Beginn des mittleren Lebensabschnittes die Diagnose erstmalig gestellt wird, finden sich zumeist Hinweise auf eine KHK.

Daher empfiehlt sich ein Belastungs EKG bzw. eine umfassende kardiologische Untersuchung.

Nach sorgfältiger Klärung des Ausgangszustandes beginnt man mit einer lipidsenkenden Diät.

Bei Ausbleiben des gewünschten Ansprechens innerhalb von zwei bis drei Monaten sollte unter Fortführung der Diät die medikamentöse Therapie beginnen.

Gleichzeitig vorliegende und beeinflussbare Risikofaktoren sind zu behandeln (Hypertonie, Rauchen, Übergewicht, Diabetes). Sind Sie vielleicht übergewichtig, so ist eine energiereduzierte lipidsenkende Diät zu empfehlen.

Es sollten die Nahrungspräferenzen sowie Besonderheiten Ihrer Lebensführung berücksichtigt werden. Sie sollten auch die für Sie geeigneten Nahrungsmittel genau kennen.

Die Umstellung von Essgewohnheiten, Einkaufsverhalten, Menüauswahl und Zubereitungsmethoden sollten durch eine intensive Beratung unterstützt werden.

Eine strenge Diät berücksichtigt eine starke Einschränkung der Zufuhr von gesättigten Fettsäuren und Cholesterin. Wird sie akzeptiert, ist das der beste Weg. Sollte bei Ihnen gar nichts helfen, weder Diät noch die cholesterinsenkenden Medikamente, bleibt nur noch ein Weg offen, die LDL-Apherese.

Seit einigen Jahren gibt es ein effektives und sicheres Verfahren zur extrakorpularen LDL-Elimination. Dies ist ein weiterer, sehr effektiver Schritt zur biologisch normalen LDL-Konzentration. Zur Zeit ist dieses Verfahren allerdings noch sehr teuer und muss erst von der Krankenkasse genehmigt werden. Es ist bei dieser Form des vererbten Cholesterins die letzte Möglichkeit um den Cholesteringehalt zu senken.

Die Fettstoffwechselstörung und Diät

Hat Ihr Arzt vielleicht bei Ihnen eine Fettstoffwechselstörung festgestellt?
Diese Krankheit macht keine Beschwerden, kann aber zu einer Krankheit der Herzkranzarterien führen, z.B. die KHK (koronare Herzkrankheit) der meistens ein Herzinfarkt folgt. Die meisten Fettstoffwechselstörungen kommen auf Grund einer Fehlernährung oder durch Vererbung zustande. Der folgende Teil soll Ihnen dabei etwas helfen, in Zukunft Ihre Ernährung umzustellen. Vielleicht können Sie damit Ihre Fettstoffwechselstörung in den Griff bekommen.
Empfehlenswerte Lebensmittel sind grundsätzlich fettarm bzw. ballast- stoffreich. Diese sollten regelmäßige Hauptbestandteile Ihrer Ernährung sein.

In Maßen geeignete Lebensmittel enthalten mehrfach oder einfach ungesättigte Fettsäuren bzw. geringe Mengen an gesättigten Fettsäuren. Da Ihre Kost aber fettarm sein sollte, sind diese Lebensmittel nur in geringen Mengen erlaubt;

-mageres Fleisch vom Rind, Lamm oder Schwein nicht häufiger als ein bis zweimal pro Woche

-fettarmer Käse ein bis zweimal pro Woche

-mit geeignetem Fett oder Öl (=reich an einfach und mehrfach ungesättigten Fettsäuren) selbst zubereitete Kuchen, Gebäck oder Pasteten zweimal pro Woche

-Pommes Frites (mit geeignetem Fett zubereitet) einmal in zwei Wochen

Nicht geeignete Lebensmittel enthalten große Mengen an gesättigten Fettsäuren bzw. Cholesterin und sollten daher möglichst vermieden werden.

Empfehlenswerte Speisefette und Öle gibt es eigentlich keine. Grundsätzlich sollte deren Verzehr eingeschränkt werden.

In Maßen geeignete Speisefette und Öle;
Speiseöle und Margarine mit mindestens 50% mehrfach ungesättigten Fettsäuren (Linolsäure), wie z. B. Diätmargarine, Distelöl, Sonnenblumenöl, Maiskeimöl, Weizenkeimöl, Sojaöl, Nussöl und Olivenöl

Nicht geeignete Speisefette und Öle;
Butter und Butterschmalz, Schweine- und Gänseschmalz, Lebertran, Kokosfett, Palmöl,

Palmkernfett, harte Speisefette und Margarinesorten unbekannter Zusammensetzung

Empfehlenswerte Fleischerzeugnisse;
Hähnchen (ohne Haut), Kalbfleisch, Kaninchen, Wild, Cornedbeef, Geflügelwurst, fettmodifizierte Diät- Wurst und Spezialwurstsorten unter 10% Fett

Empfehlenswerte Fischarten;
Magerfische aller Art z.B. wie Kabeljau, Seelachs, Rotbarsch, Scholle und Forelle

Nicht geeignete Fischsorten;
alle fettreichen Fischarten wie Hering, Lachs, Thunfisch, Aal, Kaviar, Krusten- und Schalentiere

Empfehlenswerte Milchprodukte;
Magermilch, fettarme Milch, Joghurt, Kefir, Magerquark, Sauermilch, Magerkäse unter 10% Fett i.Tr.

Nicht geeignete Milchprodukte;
Vollmilch, Vollmilchjoghurt, Sahnejoghurt, fettreiche Käsesorten, Creme-fräiche, Kondensmilch und Kaffeesahne

Empfehlenswert sind;
Obst und Gemüse aller Art, frisch oder tiefgefroren, als Rohkost oder gegart, Pilze, Frischobst, tiefgefrorenes Obst, ungezuckertes Obstkompott.

In Maßen geeignetes Gemüse;
gesäuertes Gemüse wie Mixed Pickles, Gewürzgurken, Gemüsekonserven, gezuckerte Obstkonserven und kandierte Früchte

Empfehlenswerte Getreideerzeugnisse;
Vollkornmehle, Vollkornbrot oder Teigwaren, Haferflocken, Mais, Grünkern, Vollkornreis und Haferkleie

PS: Eier und Eidotter kann man sehr gut mit Dotterfrei aus dem Reformhaus ersetzen ! ! !

Denken Sie bitte immer daran, dass Wurst, Fleisch, fettiger Käse, Eier und sonstige Lebensmittel mit hohem Fett- und Cholesteringehalt für unseren Körper nicht gerade geeignet sind.
Auch wenn pro Woche solche Lebensmittel erlaubt sind, meiden Sie diese Lebensmittel so gut Sie können in Ihrem eigenen Interesse. Sie werden merken, je niedriger Ihr Cholesterinspiegel ist, um so wohler werden Sie sich fühlen.
Essen ist eine Notwendigkeit zum Leben, soll aber auch ein Genuss bleiben. Ich habe Ihnen ab Seite 77 einige Backrezepte aufgeschrieben. Diese Rezepte sind alle selbst erprobt und getestet, außerdem noch cholesterinarm.

Wie erfahre ich meinen Cholesterinspiegel

Mittlerweile ist die Bestimmung der Cholesterinwerte ein Teil der Gesundheitsreform bei der Vorsorgeuntersuchung ab dem 35. Lebensjahr. Wie aber schon gesagt, sollten Sie aus eigenem Interesse Ihren Cholesterinwert schon in jungen Jahren messen lassen.

Sollte bei der ersten Cholesterinmessung ein Gesamtwert von unter 200 mg/dl (HDL/LDL) sein, und es sind keine familiären Hinweise auf frühzeitige Herzinfarkte oder Schlaganfälle, durch zu hohes Cholesterin gegeben, so liegen Sie mit Ihren Werten richtig.

Dann heißt es für Sie, dass kein erhöhtes Risiko für eine Atherosklerose besteht.

Der Cholesterinspiegel bei Kindern sollte ca. 175 mg/dl Gesamtwert nicht überschreiten. Sollten die genannten Werte überschritten sein, so sollten Sie etwas dagegen unternehmen.

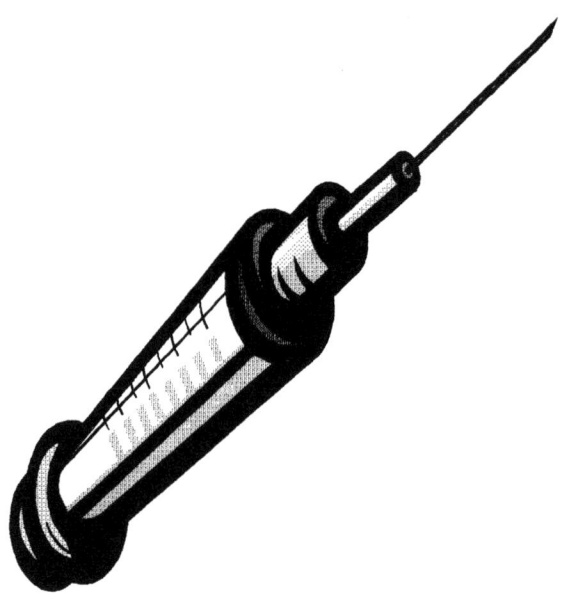

Eigene Notizen

Einkaufen wo, wie und was

Fast jeden Tag gehen wir zum Einkaufen, in den Supermarkt, zum Metzger, Bäcker oder in sonstige Lebensmittelläden.
Haben Sie schon mal daran gedacht, dass man auch in einem gut sortierten Reformhaus oder Naturkostladen fast alles für den täglichen Bedarf an Lebensmittel bekommt.
Und wenn Sie im Reformhaus oder Naturkostladen auf die Preisangebote achten, werden Sie schnell bemerken, dass hier das Einkaufen auch nicht viel teurer ist als anderswo. Mag es vielleicht doch mal ein paar Mark mehr kosten, so denken Sie daran, dass Sie mit den Lebensmitteln gesünder leben, und Ihr Körper es Ihnen danken wird.
Mit diesen Lebensmitteln meine ich, Soja, Tofu, fettarmer und cholesterinfreie Brotaufstriche, Soßen und noch vieles mehr.

Wenn Sie mal in ein Reformhaus gehen, werden Sie schnell bemerken, welch große Auswahl man dort hat.

Sogar für unsere Kinder gibt es dort gesunde Naschereien.

Hätten Sie vor sechs Jahren zu mir gesagt, ich soll im Reformhaus oder Naturkostladen einkaufen, hätte ich Sie ausgelacht, und gesagt; von diesen Lebensmitteln kann ich nicht leben und satt werden. Aber wie ich heute feststelle, es geht doch, und sogar besser als ich gedacht habe. Zugeben muss ich jedoch, dass es für mich eine Umstellung war, aber man kommt gut damit zurecht. Manchmal backt meine Frau auch das Brot selbst. Aber nicht mit einer fertigen Backmischung, sondern sie mischt und knetet den Brotteig selbst zusammen.

Dazu bekommt Sie im Naturkostladen, Reformhaus, in der Drogerie oder sogar in manchen Supermärkten, alles was Sie dazu braucht. Es macht zwar etwas mehr Arbeit, dafür haben Sie aber eigene Qualität und wissen welche Zutaten im Brot sind. Ich bin sogar der Meinung, unser eigenes Brot ist cholesterinsenkend, was ich vom normalen Brot beim Bäcker nicht immer behaupten kann.

Verwechseln Sie im Reformhaus oder anderen Läden nicht Diätprodukte mit cholesterinarmen, denn Diät hat sehr oft nichts mit Cholesterin zu tun. Achten Sie wirklich auf cholesterinarme Produkte bzw. Lebensmittel. Meine Familie und ich essen gerne cholesterinfreie Brotaufstriche, oder Bratlinge, Leberkäse aus Soja und Tofu. Es gibt unzählige fleischlose Varianten auf dem Lebensmittelmarkt.

Es kommt natürlich auch auf die Zubereitung an, denn es soll ja gut schmecken und vergessen Sie nicht, das Auge ißt auch mit.

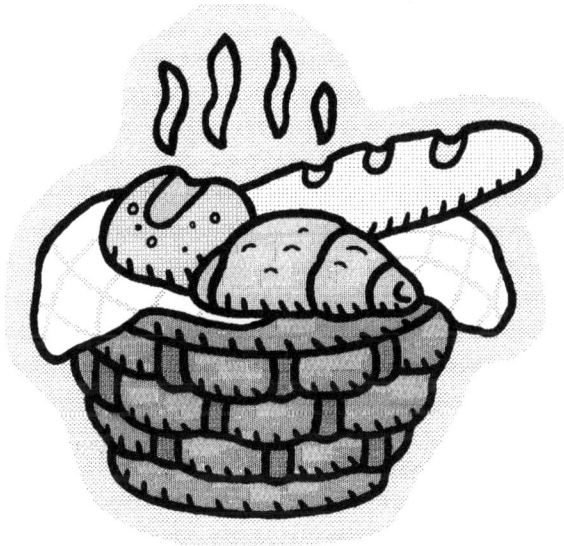

Ballaststoffe, Vitamine und Nahrungsergänzung

Man unterscheidet zwischen unlöslichen und löslichen Ballaststoffen. Die unlöslichen Ballaststoffe können dank ihres hohen Quellvermögens ihr Volumen vergrößern: Sie binden Flüssigkeit, vergrößern dadurch das Volumen des Darminhalts, wodurch wiederum die natürliche Darmbewegung beschleunigt wird. Beim Durchlaufen des Darmtraktes nehmen die Ballaststoffe außerdem schädliche Abbauprodukte des Stoffwechsels mit. Dadurch tragen sie auch zur Entgiftung und Entschlackung des Körpers bei.
Die löslichen Ballaststoffe binden Gallensäure, die zu 80% aus Cholesterin bestehen, und andere Stoffwechselprodukte und sorgen für deren Ausscheidung.
Kinder sollten täglich mindestens 30 gr. Ballaststoffe zu sich nehmen.

Da Ballaststoffe viel Flüssigkeit zum Quellen brauchen, muss auch viel dazu getrunken werden.
Ballaststoffe sind ausschließlich in pflanzlichen Produkten enthalten, insbesondere in Vollkornprodukten, Hülsenfrüchten, Gemüse, Salat und Obst.
Nahrungsergänzungen sind nicht alle gleich, wenn man an die Vielzahl der Produkte denkt. Und alle versprechen das gleiche, eine vollkommene Gesundheit. Dabei unterscheiden sich viele Produkte oft erheblich nur im Preis. Hiermit möchte ich Ihnen sagen, bevor Sie Nahrungsergänzungspräparate kaufen, lassen Sie sich vorher fachkundig beraten.
Jeder Ernährungsexperte hat eine andere Vorstellung von der besten Vitamin-Kombination, dies zeigt sich auch an der immer breiter werdenden Palette der Produkte. Die ideale Zusammenstellung hängt immer von Ihrem persönlichen Bedarf ab.

Meistens werden Nährstoffkombinationen verwendet, die Ihrem Bedarf am nächsten sind.

Bei einem Ernährungsergänzungs-Menü nehmen Sie je nach Bedarf drei bis fünf Mittel ein, dies können Sie mit Bausteinen vergleichen, die zusammen ein vollständiges Haus ergeben.

Es gibt zwei Arten von Präparaten zur Selbstbehandlung; Selbstmedikation (Ergänzungs- oder Prophylaxe - Präparate), während Ihr Arzt therapeutische Präparate verordnet.

Ergänzungspräparate enthalten die halbe bis eineinhalbfache Menge der von der DGE empfohlenen Dosis, außer Vitamin D und Vitamin A. Diese zwei Vitamine sind zur Vorbeugung und als Nahrungsergänzung bei starkem Stress vorgesehen.

Die meisten Vitamine werden aus natürlichen Quellen extrahiert. Andere werden in Labors synthetisch hergestellt.

Synthetische Vitamine können bei bestimmten, empfindlichen Menschen Vergiftungserscheinungen hervorrufen. Deshalb sind letztere den synthetischen vorzuziehen, auch wenn sie oftmals teurer sind.
Kleinere Beschwerden können mit sorgfältiger Nahrungsergänzung bedenkenlos zu Hause behandelt werden. Bei einer speziellen Krankheit brauchen Sie den Rat eines Fachmannes. Ihr Arzt wird Sie an einen Ernährungsberater oder Ökotrophologen überweisen, wenn er selbst keine entsprechende Ausbildung hat.
Was erwartet Sie beim Ernährungs- berater. Die Konsultation dauert normalerweise ca. eine Stunde, hier wird Ihre ganze Kranken- geschichte aufgenommen. Dazu gehören Fragen zu Ihrer Kost und Ihren Lebensgewohnheiten.

Ebenfalls gehören dazu auch Fragen über Ihre sportliche Betätigung, seelische und körperliche Verfassung, ob Sie Medikamente oder Arzneimittel (wie die Pille) nehmen, und ob Sie irgendwelche Symptome spüren.

Der Ernährungsberater diagnostiziert Allergien oder Unverträglichkeiten, Ernährungsmängel und die Giftstoff-Belastung.

Viele Ernährungsberater schlagen auch eine Haar Analyse vor, sowie das Ausfüllen eines Fragebogens um spezielle Nährstoffmängel festzustellen. Die weitere Therapie richtet sich nach den körperlichen Symptomen.

Dann wird ein Ernährungsplan aufgestellt, der Nahrungsergänzung enthält. Vielleicht empfiehlt der Ernährungsberater Ihnen auch Sport oder überweist Sie an einen anderen Spezialisten.

Da ich selbst gesundheitlich vorbelastet bin, nehme auch ich Nahrungsergänzungs-Produkte.
Wie z.b. Lachsöl-Kapseln, Schwarzkümmel-Kapseln, Rotwein-Kapseln sowie das Energie-Vitamin Q 10. Seit ich diese Produkte zusätzlich zu meinen Medikamenten nehme, geht es mir wesentlich besser, auch das vererbte Cholesterin sinkt etwas.
Am meisten halte ich vom Coenzym Q 10, es ist auch als Vitamin Q bekannt. Es ist eine vitaminähnliche Substanz, die man in vielen Nahrungsmitteln findet und die in jeder Körperzelle vorkommt. Besonders wichtig ist es in der Leber und im Herzen, da es für die Zellfunktion von Bedeutung ist. Es soll gegen Fettleibigkeit und Diabetes helfen.
Das Vitamin Q 10 ist ein Teil der sogenannten Atmungskette in der Zelle und sorgt als Elektrodenüberträger für die Energiegewinnung.

Bei einem Mangel kann die Zelle nicht optimal funktionieren und die Muskeln können nicht richtig arbeiten.

Q 10 spielt auch eine zentrale Rolle im Energiestoffwechsel, es ver- bessert die Herzfunktion und andere Funktionen im Körper. Ebenfalls trägt Q 10 auch dazu bei den Blutruck zu normalisieren.

Die größten Räuber vom Q 10 sind Stimulanzien und Zucker.

Lachsöl-Kapseln enthalten die wichtigsten essentiellen Fettsäuren. Diese sind die Linolsäure, eine Omega 6 Fettsäure, und die Linolensäure eine Omega 3 Fettsäure. Beide sind lebenswichtig für die Struktur und die Funktion des Gehirns sowie der Nerven, des Immun-, Hormon, - und Herz-Kreislauf-Systems. Anzeichen für einen Mangel sind trockene Haut und Augen sowie großer Durst.

Man nimmt an, dass Fischöle das Allgemeinbefinden steigern und bei vielen Leiden helfen.

Cholesterin-Gefahr für die Gefäße

Wenn der Cholesterinwert längere Zeit stark überhöht ist, hat man das Risiko der vorzeitigen Arterienverkalkung. Hierbei kommt es dann zu cholesterinhaltigen Ablagerungen in den Adern unseres Körpers. Durch die Gefäßverengung wird der Blutfluss erheblich gestört und es drohen Schlaganfall und Herzinfarkt.
Am meisten ist immer das Herz betroffen, bzw. die Herzkranzgefäße, sie werden nicht mehr ausreichend mit Blut versorgt. Diese Durchblutungsstörung wird auch KHK (Koronare Herzkrankheit) genannt. In diesem Fall kann es zu Schmerzen in der Herzgegend führen und im schlimmsten Fall zu einem Herzinfarkt kommen. Der erhöhte Cholesteringehalt im Körper ist einer der größten Risikofaktoren für eine KHK.

Das gleiche gilt auch für unser Gehirn, sind hier Ablagerungen, so droht ein Schlaganfall. Somit entsteht für alle Körperorgane das gleiche Risiko für eine Atherosklerose, wobei das erblich bedingte Cholesterin die Gefährdung noch erheblich steigert.
Bei vielen Menschen ist die falsche Ernährung schuld für einen zu hohen Cholesterinwert. Bei anderen wiederum die Störung des Fettstoffwechsels (auch erblich bedingt). Es kann auch infolge einer Erkrankung der Leber, Niere oder Schilddrüse sein. Wie schon gesagt, in den meisten Fällen ist eine falsche Ernährung schuld am Fettgehalt im Blut.

Wissenswertes über Apherese

Seit Beginn der 80er Jahre wird der Behandlung von Fettstoffwechselstörungen mehr und mehr Aufmerksamkeit gewidmet. Über die Entwicklung verschiedener Medikamentenklassen bis hin zur LDL-Apherese hat sich seitdem eine schnelle Verbesserung der Behandlungsmöglichkeiten abgezeichnet. Dennoch sind die klinischen Folgen atherosklerotischer Prozesse seit Jahrzehnten Hauptgrund für frühzeitige Invalidität und die häufigste Todesursache in den Ländern der westlichen Welt. Erhöhte LDL-Cholesterin- oder/und Lp(a)-Werte stehen in klausalem Zusammenhang mit der Entstehung von koronaren Herzkrankheiten. Besonders betroffen sind Patienten mit schwerer, insbesondere familiärer Hypercholesterinämie.

Für Cholesterin Patienten ist die LDL - Apherese häufig die einzige Möglichkeit, LDL-Cholesterin und Lp(a) ausreichend zu senken. Krankheiten des Herz-Kreislauf-Systems sind die häufigste Krankheits- und Todesursache in Deutschland. Einer der wichtigsten Risikofaktoren der oft zugrundeliegenden Atherosklerose ist neben Nikotinabusus, Diabetes mellitus, Adipositas und Hypertonie die Dyslipoproteinämie. Unterschieden werden allgemein die Dyslipoproteinämie als auch speziell die Hypercholesterinämie in primäre und sekundäre Formen. Ihre detaillierte Klassifikation nach der Lipoproteinkonstellation hat sich in der Praxis nicht vollständig bewährt, da sich der Phänotyp ändern, unterschiedliche Ursachen beinhalten oder ein einzelner Genotyp mit vielfältigen Phänotypen in Erscheinung treten kann.

Deshalb existieren für die primären Formen heute Ordnungen nach verschiedenen Gendefekten. Eine in der Praxis häufig anzutreffende Hypercholesterinämie besteht ursächlich aus der Kombination einer genetischen Prädisposition mit der entsprechenden (fehlerhaften) Lebens- und Ernährungsgewohnheiten.
Zahlreiche Untersuchungen haben die Bedeutung des LDL-Cholesterins für die Atherogenese belegt. Behandlungsbedürftig ist jede Form der Hypercholesterinämie, da erhöhte LDL-Cholesterinspiegel unabhängig von anderen Faktoren ein erhöhtes koronares Risiko darstellen. So ist nach der Studienlage eine Erhöhung des LDL-Cholesterins um 1% mit einer 2-3%igen Erhöhung des Atheroskleroserisikos vergesellschaftet.

Aus den verschiedenen Studien hat die Europäische Atherosklerose Gesellschaft entsprechende Empfehlungen für die Behandlung von Fettstoffwechselstörungen für das Gesamt- bzw. LDL-Cholesterin abgeleitet.

In der Behandlung der Hypercholesterinämie werden aufeinander aufbauend eine nichtmedikamentöse Therapie, die medikamentöse Therapie, gegebenenfalls unterschieden in Mono- und Kombinationstherapie, und bei nachgewiesener Ineffizienz der konservativen Behandlungsmethoden die LDL-Apherese eingesetzt. Führen jedoch Therapieresistenz, Unverträglichkeit oder Ineffizienz nicht zur Erreichung des Therapiezieles (z.B. 100 mg/dl bei Hochrisikopatienten in der Sekundärprävention) stellt die LDL-Apherese die ultima ratio in der Therapie der Hypercholesterinämie dar.

Zur Zeit werden in Deutschland fünf verschiedene Verfahren zur LDL-Apherese eingesetzt. Sie lassen sich sowohl nach den Kriterien des Eleminationsmediums (Vollblut- bzw. Plasmabehandlung) als auch der Selektivität (selektive Verfahren) in jeweils zwei Kategorien einteilen.
Es gibt die Verfahren; KF (Kaskadenfiltration), HELP (Heparininduzierte LDL-Präzipitation), IA (Immunadsorption), DSA (Dextransulfatadsorption) und DALI (Direkte Adsorption von Lipoproteinen).
Die Verfahren der LDL-Elimination aus dem Plasma sind Systeme mit zwei Kreisläufen. Im Primärkreislauf erfolgt die Plasmaseparation, im Sekundärkreislauf wird das LDL- Cholesterin auf verfahrensspezifische Weise zurückgehalten. Das anschließend wieder mit den Zellen gemischte Plasma wird zum Patienten zurückgeführt.

Bei der LDL-Apherese mit Vollblut gibt es nur einen einfachen Kreislauf, da aufgrund der Adsorptionsweise auf die Plasmatrennung verzichtet werden kann. Bei der LDL-Vollblutapherese entfallen sämtliche aus der Plasmaseparation möglicherweise resultierenden Probleme. Dem Patienten wird über einen venösen Zugang mit einer Flußrate in der Regel von 60-85 ml/min Blut entnommen und über einen Adsorber geführt. Gegebenenfalls reichen auch Blutflüsse weit unter 60ml/min zur Behandlung aus. Die Anlage eines ateriovenösen Shunts ist daher in der Regel nicht erforderlich. Ist ein Shunt vorhanden, kann jedoch ein höherer Fluß als angegeben realisiert werden. Die Behandlungszeit bei der Vollblutapherese ist direkt proportional zum Blutfluß.

DALI als das einzige Vollblutverfahren ist eine einfache und sichere Methode der LDL-Apherese. Es eliminiert selektiv und mit hoher Effizienz LDL-Cholesterin und Lp(a) aus dem Vollblut. Die Elimination beruht auf der Adsorption von positiv geladenem Apolipoprotein B-100 über elektrostatische Wechselwirkung an negative Ladungen der Polyacrylsäure. Die Polyacrylsäure ist kovalent an poröse Träger aus Polyacrylamid gekoppelt.
Die Größe der Poren ist so gewählt, dass nur Plasmabestandteile passieren können. Durch die Porösität wird die Bindungsoberfläche für LDL-Cholesterin gegenüber der Kontaktoberfläche für die Blutzellen um das 200fache vergrößert. So kann eine ausreichende Elimination ohne Regeneration des Adsorbers erfolgen.

Aus Gründen der verbesserten Biokompatibilität wird ACD-A-Lösung, also eine Citratantikoagulation, eingesetzt. Damit kann man eine fast ausschließliche extrakorpurale Anti koagulation (nur geringfügige systemische Wirkung) verwirklichen. Im allgemeinen wird das 1,6fache des Intravasalvolumens nach B. Nadler behandelt. Patientenindividuell kann außerdem die Größe des Adsorbers gewählt werden.

Die durchschnittlichen Absenkungen des LDL-Cholesterins und Lp(a) liegen zwischen 65% und 75%.

Um das Infektionsrisiko zu minimieren, sind die Behandlungsmaterialien des DALI-Verfahrens ausschließlich für den Einmalgebrauch konzipiert. Zusammenfassend bestehen die mit dem Vollblutverfahren verbundenen Neuheiten vor allem im einfachen, sicheren Handling, kürzerer Vorbereitungs- und Therapiezeit und einem geringen Personalaufwand. Die Hypercholesterinämie ist einer der wichtigsten Risikofaktoren nicht nur bei der "gewöhnlichen" KHK, sondern auch bei der rasch progressiven Transplantatvaskulopathie (TVP). Aus diesem Grund sollten erhöhte LDL-Cholesterinwerte konsequent und effektiv behandelt werden. Prospektive Studien haben bereits den Nutzen der LDL-Senkung sowohl bei beginnender als auch bei fortgeschrittener TVP nachgewiesen. Problematisch ist der Einsatz von CSE-Hemmern in höherer Dosierung. Hierbei können schwere Nebenwirkungen aufgrund von Interaktion mit Ciclosprin A erfolgen. Sollte die geringe Dosierung der CSE- Hemmer also nicht zur effizienten LDL-Cholesterinsenkung ausreichen, könnte in diesen Fällen die extrakorporale Therapie Mittel der Wahl werden. Ein weiterer Vorteil beim Einsatz der LDL-Apherese ist die Möglichkeit Lp(a) zu eliminieren, da in dieser Patientengruppe signifikant höhere Lp(a)-Werte auftreten. Die Tragweite dieser möglichen Indikation wird deutlich, wenn man einbezieht, daß die Inzidenz einer relevanten Fettstoffwechselstörung bei Herztransplantierten 60-80% beträgt, zumal deren medikamentöse Therapie vor allem hinsichtlich der Dosierung limitiert ist. Überdies erhöhen lebensnotwendige, immunsuppressiv wirkende Medikamente wie Cyclosporin A oder Kortikosteriode sowohl den LDL-Cholesterin- als auch Trieglyceridspiegel. Die bisher einzige Studie an einem größeren Kollektiv von Transplantierten mit dem Einsatz der LDL-Apherese führte zu einer signifikanten

Regression der TVP als auch zu einer Verbesserung des Vasomotorentonus.

Im Jahre 1963 entdeckte K. Berg ein neues Lipoprotein in der LDL-Familie. Inzwischen bewiesen Untersuchungen, daß es sich nicht um eine Variante des LDL-Cholesterin, sondern um ein eigenständiges Lipoprotein handelt, das Lipoprotein (a). Für Deutschland wird ein mittlerer Wert von 16,7 mg/dl angegeben.

Der Lp(a)-Spiegel ist medikamentös nicht zu beeinflussen und zum gegenwärtigen Zeitpunkt bestände die einzige Möglichkeit in der extrakorporalen Elimination. Als Risikofaktor sollte Lp(a) auf jeden Fall in Verbindung mit gleichzeitig erhöhtem LDL-Cholesterin angesehen werden. Leider reichen die Studienergebnisse noch nicht aus, um ein isoliert stark erhöhtes Lp(a) als generelle Indikation zur LDL-Apherese anzusehen.

Tendenziell werden allerdings bereits immer mehr Patienten mit erhöhtem Lp(a) in der Sekundärprävention mit LDL-Apherese behandelt und die klinischen Verbesserungen scheinen die Richtigkeit dieser Verfahrensweise zu bestätigen. Für den Einsatz der Lipidfiltration, aber auch für eine Reihe anderer Aphereseverfahren sowie der kontinuierlichen und intermittierenden Hämofiltration bei Patienten mit Nierenversagen wurde eine neue Gerätetechnologie entwickelt. Diese Gerätetechnik Octo Nova® ist seit März 2000 im Markt. Mit dieser multifunktionellen Gerätetechnik können 8 verschiedene Behandlungsverfahren mit einer Gerätetechnik durchgeführt werden. Diese Gerätetechnik wird bereits in vielen Krankenhäusern eingesetzt, da sie vielseitig einsetzbar ist.

Nur durch eine solche intelligente Strategie kann dem starken Druck der Krankenkassen im Bereich der Gesundheitskosten auf Dauer standgehalten werden.

Voraussetzung für die LDL - Elimination (Apherese)

Eine LDL-Elimination kann nur durchgeführt werden bei Patienten;
-mit familiärer Hypercholesterinämie in homozygoter Ausprägung,
-mit schwerer Hypercholesterinämie, bei denen mit einer über mindestens 6 Monate dokumentierten maximalen diätischen und medikamentösen Therapie das LDL-Cholesterin nicht ausreichend gesenkt werden kann. Im Vordergrund der Indikationsstellung soll dabei die Berücksichtigung des Gesamt-Risikoprofils des Patienten unter Berücksichtigung der aktuellen Empfehlungen der wissenschaftlichen Fachgesellschaften stehen.
Der Indikationsstellung zur LDL-Elimination hat eine kardiologische bzw. angiologische und lipidologische Beurteilung des Patienten voranzugehen.

Die Genehmigung zur Durchführung der LDL-Apherese im Einzelfall ist jeweils auf ein Jahr zu befristen. Bei Fortbestehen einer Behandlungsindikation gemäß §3 ist zugleich mit einer erneuten, ergänzenden medizinischen Beurteilung gemäß §4 nach Ablauf eines Jahres eine erneute Beratung bei der Kommission der kassenärztlichen Vereinigung einzuleiten.

Die Fortführung der LDL-Apherese ist von einer erneuten Befürwortung der beratenden Kommission der KV und einer erneuten Genehmigung der leistungspflichtigen Krankenkasse abhängig.

Es dürfen ausschließlich Verfahren angewandt werden, die eine Absenkung des jeweiligen LDL-Ausgangswertes um mindestens 60% je Therapiesitzung bei höchstens 6 Stunden Dauer erreichen.

Dialyse Stationen haben nicht immer eine Apherese Maschine, meistens stehen solche Maschinen in Unikliniken, oder auch in Gemeinschaftspraxen.
Dazu kommt noch, dass es verschiedene Reinigungssysteme gibt. Das Verfahren richtet sich nach Ihrer medikamentösen Einstellung und Ihres Cholesterinspiegels.
Ich selbst habe zur Zeit das HELP Verfahren. Dies ist wiederum nicht so gut, denn ich habe die Erfahrung gemacht, dass es in Europa mehr DALI als MDF und HELP Maschinen gibt. Woran dies im ganzen liegt kann ich Ihnen nicht sagen. Ich kann nur soviel sagen, dass die verschiedenen Systeme sehr unterschiedlich arbeiten, zum Teil auch mit Wasser. Dagegen gibt es Maschinen die so konstruiert sind, dass sie nur Strom brauchen, was wesentlicher einfacher ist.

Wenn Sie Ihren Urlaub planen, dann planen Sie auch rechtzeitig den Behandlungstermin am Urlaubsort.

Von Ihrer jetzigen Apherese Praxis brauchen Sie eine Überweisung, und Ihre Krankenkasse sollten Sie auch im Voraus darüber informieren. In den meisten Fällen macht dies Ihr Nephrologe oder Kardiologe für Sie.

Wenn Sie also Ihren nächsten Urlaub planen, achten Sie bitte auf all diese Sachen und Kleinigkeiten.

Falls Sie gerne wissen möchten, wo für Sie die richtige Maschine steht, so wenden Sie sich an den zuständigen Hersteller Ihrer Apherese - Maschine.

Eigene Notizen

Schlusswort

In der Vorsorgemedizin wird der Ernährung ein immer höherer Stellenwert beigemessen, und vieles spricht dafür, dass unsere Nahrung der Schlüssel zu unserer Gesundheit ist.
Dabei ist unser Wissen über Vitamine, Mineralstoffe und Spurenelemente noch relativ jung. In der heutigen Industriewelt haben jedoch Stress und viele andere Belastungen des modernen Lebens zu zahlreichen Gesundheitspro- blemen geführt, Grund genug, auch die Zusammenhänge zwischen Gesundheit und Ernährung zu erforschen.
Auf der anderen Seite wächst ständig die Zahl der Menschen, die sich verantwortungsvoller und bewußter ernähren, mehr Wert auf Ihre Gesundheit sowie Ihre Fitness legen.

Fachbegriffe

Aminosäuren:
organische Säuren, die als Bausteine der Eiweiße eine wichtige Rolle spielen. Viele von ihnen müssen von außen mit der Nahrung zugeführt werden.

Angina pectoris:
Symptom der Herkranzgefäße, Verkalkung, meistens bei Belastung, verbunden mit Engegefühl im Brustraum, Schweißausbruch auch genannt kleiner Herzinfarkt.

Apherese
sich fortbewegen, hingetragen werden, Plasmapherese, hier wird das Blutfett herausgereinigt

Atherosklerose/Arteriosklerose
Umgangssprache für Arterienverkalkung, wichtigste und häufigste krankhafte Veränderung der Arterien

cardiovaskulär
das Herz und die Blutgefäße betreffend

EKG
=Elektrokardiographie

Herzkatheter
schlauchförmige Sonde, die zu verschiedenen Messungen dient

homozygot/heterozygot
Begriffe der Genetik (Vererbungslehre) jeder Mensch erhält alle Erbmerkmale in doppelter Ausführung, je zur Hälfte von Vater und Mutter

Hypercholesterinämie
Vererbtes Cholesterin

Hypertonie
Bluthochdruck

Kardiologie
Medizinisches Fachgebiet zur Erforschung und Behandlung von Herz- und Kreislauferkrankungen

KHK
koronare Herzkrankheit

Lipide
zusammenfassende Bezeichnung für Fett und fettähnliche Stoffe

Ökotrophologie
Hauswirtschafts- und Ernährungswissenschaft

Prävention
Maßnahmen, die der Vorbeugung gegen Krankheiten und der Überwachung und Erhaltung der Gesundheit dienen

Prophylaxe
Verhütung von Krankheiten, Vorbeugung, z.B. Schutzimpfung, Medikamentöse Embolieprophylaxe

Proteine
Fachbegriff für Eiweiß als Nahrungsbestandteil

Shunt
(engl. Nebenschluß, Weiche) Kurzschlußverbindung zw. arteriellen u. venösen Blutgefäßen bzw. Gefäßsystemen

Stent
Engl. to stent = ausdehnen selbstexpandierende, scherengitterartige endoskopisch oder radiol. plazierbare Prothese aus versch. Materialien, die sich nach Implantation selbsttätig ausdehnt.

Symptom
äußeres Erscheinungsbild einer Erkrankung

Triglyceride (Neutralfette)
Hauptbestandteil der Fette

vital
= lebendig

Vorwort für Backrezepte

Auf den folgenden Seiten habe ich eine kleine Auswahl verschiedener Gebäcksorten in Rezeptform aufgeführt. Ich habe bewusst nur Backrezepte genommen, da Sie cholesterinarme bzw.- freie Kochrezepte bereits in sehr vielen Kochbüchern nachlesen können. Bei Backrezepten ist dies nicht der Fall. Und das, obwohl jeder mal gerne ein Stückchen Kuchen isst. Dabei ist es eigentlich sehr einfach einen Kuchen oder ein anderes Gebäck cholesterinarm zu backen. Wenn Sie einige Zutaten durch cholesterinarme bzw.- freie Lebens- mittel ersetzen.
Das wichtigste sind die Eier. Besonders das Eigelb ist eine Cholesterinbombe. Diese lässt sich allerdings durch Verwendung von Dotterfrei-Pulver entschärfen.

Für die folgenden Rezepte wurde Dotterfrei von der Firma Natura verwendet.
Anstatt Butter oder Butterschmalz nehmen Sie bitte eine cholesterinfreie bzw.- arme, ungehärtete Pflanzenmargarine.
Sahne können Sie sehr gut ersetzen mit Soja Cremig neutral oder im Soja dream.
Milch lässt sich wiederum mit Hafermilch austauschen.
Und an Stelle von normalem Raffinadezucker nehmen Sie Rohrrohzucker (nicht bei hellem Gebäck und Baisers).
Viele dieser Zutaten können Sie bereits in einem gutsortierten Supermarkt erhalten. In Drogerien und Reformhäusern bekommen Sie auf jeden Fall diese Lebensmittel.
Haben Sie schon mal versucht, bei einem Backrezept das normale Mehl Typ 405 durch einen anderen Typ zu ersetzen?

Bei Obstböden verwende ich sehr gerne das Mehl Typ 1050. Der Boden weicht nicht so schnell durch und die dunklere Farbe fällt nicht so sehr auf. Beachten Sie aber bitte, dass man bei Mehl mit höheren Typbezeichnungen auch etwas mehr Flüssigkeit zum Quellen benötigt.

Wenn im Rezept Sahnequark oder Speisequark 40 % Fett i. Tr. angegeben ist nehmen Sie statt dessen einfach Magerquark.

Bei einigen Rezepten habe ich als Rezeptangabe Zitronenschalenaroma genannt, dies ist ein Pulver mit Zitronengeschmack, welches Sie günstig im Reformhaus erhalten.

Achten Sie darauf, dass Sie den Mürbeteig immer in Folie eingepackt in den Kühlschrank stellen, da er sonst austrocknet und Geschmack annimmt.

Zum Abschluss möchte ich Ihnen noch ein kleines Cholesterin - Rechenbeispiel geben.
Dazu verwende ich die Angaben des Rhabarberkuchens mit Baiser.

125 g Butter	=	300 mg Cholesterin
4 Eier	=	1256 mg Cholesterin
100 ml Sahne	=	109 mg Cholesterin
Ein Kuchen	=	1665 mg Cholesterin

125 g Marg.	=	0 mg Cholesterin
4 EL Dotterf.	=	6,3 mg Cholesterin
100 ml Sojacreme	=	0mg Cholesterin
Ein Kuchen	=	6,3 mg Cholesterin

Hiermit sehen Sie selbst, den Unterschied, zwischen den einzelnen Lebensmitteln.
Wenn Sie immer auf solche Kleinigkeiten achten, backen Sie automatisch cholesterinarm. Vom Geschmack ändert sich fast nichts, wer es nicht weiß, würde es nicht glauben.

Rhabarberkuchen mit Baiser

1 EL Dotterfrei mit 4 - 5 EL warmem Wasser verrühren und 5 Min. quellen lassen.

200 g Mehl 1050
1 TL Backpulver
80 g Rohrrohzucker
1 Prise Salz auf eine Arbeitsfläche geben und mischen, eine Mulde bilden, die Dotterfrei/Wassermischung hineingeben.
125 g Margarine kleingeschnitten dazugeben und alles zu einem Mürbeteig verkneten. Den Teig ca. 2 STD kalt stellen.
Eine Backform ⌀ 26 cm einfetten, den Boden leicht mit Mehl bestäuben 2/3 des Teiges in die Form geben und ausrollen. Mit einer Gabel mehrmals einstechen. Den Backofen vorheizen auf 180° C.
Den Kuchen ca. 10 Min. auf der 1. Schiene von unten backen.
Leicht erkalten lassen.
Mit dem Restteig einen Rand von ca. 2 - 3 cm formen.
3 EL Dotterfrei mit 14 EL lauwarmen Wasser mischen und quellen lassen.
60 g Zucker
1 Päckchen Vanillinzucker dazu geben und gut verrühren,
50 g Speisestärke,
100 ml. Sahne(ungeschlagen) oder Sojacreme dazugeben und verrühren.

500 g gewaschenen, geschälten und kleingeschnittenen Rhabarber	
2 mittelgroße Äpfel waschen, schälen und klein schneiden	
	auf den vorgebackenen Boden geben mit der Rührteigmasse auffüllen.
	Bei 180° C auf der 1. Schiene von unten 35 - 40 Min. backen.
3 Eiweiß	sehr steif schlagen, und nach und nach
100 g Zucker	einschlagen. Kurze Zeit noch weiter schlagen. Auf den Kuchen geben und noch ca. 10 - 15 Min. weiter - backen.

Tipp. Anstatt Rhabarber können Sie auch folgendes Obst verwenden:

Kirschen,
Johannisbeeren,
Heidelbeeren oder
Äpfel

Zwetschgen - Streuselkuchen

170 g Margarine erwärmen (Flüssig)

260 g Mehl 405
70 g gem. Walnüsse
90 g Rohrrohzucker   in einer Schüssel mischen, die flüssige Margarine dazugeben und zu einem Streuselteig verkneten.
Gefettete Springform (Ø 28 cm) am Rand mit einem Streifen Backpapier auslegen. 3/4 der Streusel auf den Boden drücken. Bei 180° C auf der 2. Schiene von unten ca. 10 Min. backen.

100 g Margarine   mit
100 g Zucker
1 Päckchen Vanillinzucker cremig rühren.
2 EL Dotterfrei mit 8 EL warmem Wasser verrühren und quellen lassen.
Die Dotterfrei-Wassermischung zur Margarinezuckercreme geben.
1,5 Pck. Vanillepuddingpulver,
2 TL Zitronenschalen-Aroma,
3 EL Zitronensaft,
500 g Magerquark,
200 g Frischkäse (z.B. Exquisa Vital 5% Fett absolut) dazugeben und alles gut mit einander verrühren. Alles auf den Teigboden geben.

600 g Zwetschgen entsteinen und halbieren.
Den Kuchen damit belegen und mit den restlichen Nussstreuseln bestreuen.
Bei gleicher Temperatur weitere 80 Min. backen, evtl. nach 50 Min. abdecken. Kuchen etwas abkühlen lassen und aus der Form lösen.

Kirsch - Schokoladen - Kuchen

4 EL Dotterfrei mit 12 EL warmem Wasser mischen und quellen lassen.

100 g bittere Schokolade reiben.

200 g Margarine mit
170 g Rohrrohzucker schaumig rühren.
2 EL Rum/Weinbrand,
1 Msp. Zimt und die Dotterfrei/ Wassermischung dazugeben und verrühren.
125 g gem. Walnüsse,
100 g Instant Flocken (Kölln),
1/2 Pck. Backpulver und die geriebene Schokolade unterrühren.
3 Eiweiß steif schlagen und unterheben.
500 g Sauerkirschen (aus dem Glas) in
50 g Mehl 405 wälzen und ebenfalls unterheben.
Teig in eine gefettete Springform ⌀ 26 cm. füllen.
Bei 175° C auf der 2. Schiene von unten ca. 60 Min. backen.
Falls der Kuchen zu dunkel wird, mit Alufolie abdecken.
Auskühlen lassen, aus der Form nehmen und mit Puderzucker bestäuben.

Sandkuchen

4 EL Dotterfrei mit 16 EL warmem Wasser mischen und quellen lassen.

250 g Margarine mit
200 g Zucker,
2Pck. Vanillinzucker,
1 Pr. Salz schaumig rühren.
Die Dotterfrei/Wassermischung dazugeben und gut verrühren.

150 g Stärkepuder,
200 g Mehl 405 und
1 1/2 gestr. TL Backpulver mischen, nach und nach zugeben und unterrühren.
Den cremigen Teig in eine gefettete Kuchenform geben und im vorgeheizten Backofen bei 180°C auf der 2. Schiene von unten ca. 60 - 75 Min. backen.
Den Kuchen aus der Form nehmen auskühlen lassen und mit Puderzucker bestäuben.

Tipp: Mischen Sie 1/3 des Teiges mit Schokoladenpulver und schon haben Sie einen Marmorkuchen.

Oder: geben Sie in den Sandkuchenteig etwas Zitronenaroma/ Saft und schon haben Sie einen Zitronenkuchen.

Oder: für einen Nusskuchen ersetzten Sie einen Teil des Mehles durch gem. Nüsse.

Erdbeer - Joghurt - Cremetorte

1 EL Dotterfrei mit 6 EL warmem Wasser mischen und quellen lassen

200 g Mehl 405 in eine Schüssel geben,
1 gestr. TL Backpulver in das Mehl mischen,
150 g Margarine,
70 g Rohrrohzucker,
1 Pr. Salz und die Dotterfrei /Wassermischung zum Mehl dazugeben und mit Knethaken zu einem Teig verkneten. In gefettete Springform Ø 26 cm. füllen und bei 180°C auf der 2. schiene von unten ca. 30 Min. backen.

500 g Erdbeeren waschen und pürieren,
500 g Magerjoghurt,
150 g Zucker,
½ TL Zitronenschalenaroma,
1 Pr. Salz,
½ FL. Rumaroma und
½ FL. Zitronenaroma zu den pürierten Erdbeeren geben und gut verrühren.
6 Blatt weiße Gelatine und
6 Blatt rote Gelatine in kaltem Wasser einweichen und danach in wenig Flüssigkeit erwärmen bis sich die Gelatine aufgelöst hat. Leicht abkühlen lassen, zur Erdbeermasse dazugeben und sehr gut verrühren.

300 g Sahne	steif schlagen und zur Erdbeermasse geben sobald diese anfängt zu gelieren.

Den Kuchen auf eine Tortenplatte geben, einen Tortenring darum legen. Die Erdbeersahnemasse in die Form füllen. Den Kuchen im Kühlschrank fest werden lassen.

Sobald der Kuchen erstarrt ist, kann man den Tortenring mit Hilfe eines Messers von der Torte lösen.

Sie können die Torte noch mit Sahne und Erdbeeren dekorieren.

Knuspergebäck

300 g Mehl 405 auf Arbeitsfläche sieben, mit
2 gestr. TL Backpulver mischen. In die Mitte eine
Mulde drücken,
100 g Zucker,
1 Pck. Vanillinzucker,
¾ FL. Rum-Aroma und
4 EL Milch hineingeben. Mit der Gabel zu einem
dicken Brei verarbeiten.

100 g kalte Margarine in kleinen Stückchen darauf geben.

Alle Zutaten zu einem glatten Teig verarbeiten.
2 Std. kaltstellen.
Den Teig dünn ausrollen, mit Förmchen ausstechen, auf ein mit Backpapier belegtes Blech legen. Mit etwas Milch bestreichen und mit

Hagelzucker, Buntzucker
Mandelblättchen oder Schokostreusel dekorieren.

Im vorgeheizten Backofen bei
175° C auf der 2. Schiene von unten
ca. 8-10 Min. backen.

Kaffee - Spritzgebäck

1 EL Dotterfrei mit 4 EL warmem Wasser mischen und quellen lassen

125 g weiche Margarine in eine Schüssel geben.
100 g Puderzucker,
20 g Kaffeesurrogat-
Extrakt - Pulver sowie die Dotterfrei/Wassermischung hinzufügen. Alles gut mit einem Handrührgerät verrühren.

100 g Speisestärke und
150 g Mehl 405 nach und nach unter den Teig rühren.

Den Teig in einen Spritzbeutel oder eine Gebäckspritze mit Sterntülle füllen und S-Schleifen, Herzen oder Kringel auf ein mit Backpapier ausgelegtes Backblech spritzen. Das Spritzgebäck auf einem Rost erkalten lassen.

100 g Schokoladen-Fettglasur erwärmen, bis sie dickflüssig ist. Das Gebäck jeweils zur Hälfte in die Glasur tauchen.

Haferflockenhäufchen

2 EL Dotterfrei	mit 8 EL warmen Wasser verrühren und quellen lassen.
100 g Margarine 130 g Rohrrohzucker, 1 Pck. Vanillinzucker, 1 Prise Salz	in eine Schüssel geben. und die Dotterfrei/Wassermischung dazugeben und schaumig rühren.
150 g zarte Haferflocken, 50 g Haferkleie-Flocken, 75 g Mehl 405 1 TL Backpulver	und unterrühren. Den Teig ca. 30 Min. Kalt stellen. Auf ein mit Backpapier ausgelegtem Blech mit 2 TL kleine Häufchen setzen. Im vorgeheiztem Backofen bei 200° C auf der 2. Schiene von unten ca. 20 Min. backen. Falls die Häufchen zu dunkel werden, rechtzeitig abdecken.
100 g Vollmilch oder	Zartbitter Kuvertüre im Wasserbad auflösen, in einen Gefrierbeutel füllen Eine Kleine Spitze an einer unteren Ecke der Tüte abschneiden.

Die ausgekühlten Plätzchen nebeneinander auf die mit Papier ausgelegte Arbeitsfläche setzen. Schokoladenfäden über die Plätzchen ziehen.

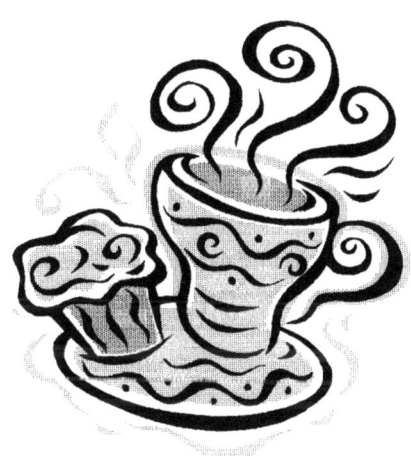

Quark - Öl - Teig

1 EL Dotterfrei mit 4 EL warmem Wasser verrühren und quellen lassen.

250 g Magerquark in eine Schüssel geben und Zusammen mit der Dotterfrei-Wassermischung sowie

100 g Rohrrohzucker,
1 Prise Salz und
6 EL Milch (1,5%) sehr gut verrühren. Nach und nach
1/8 L Rapsöl in dünnem Strahl hineinfließen lassen und verrühren.
300 g Mehl 405 und
1 1/2 Pck. Backpulver einarbeiten. Auf die Arbeitsfläche
200 g Mehl 405 sieben, in die Mitte eine Mulde drücken und die Quarkmasse hineingleiten lassen. Von außen nach innen zu einem elastischen Teig verkneten.
Schnell arbeiten, damit der Teig nicht warm wird.

Verwendungsmöglichkeiten

gefüllte Quarktaschen:

Den ausgerollten Teig 3-4 mm dick in Quadrate (ca. 10/12 cm) teilen, füllen (z.B. Pflaumenmus, Marmelade oder Nougatcreme). Je zwei Seiten mit Milch bestreichen.

Die Teigquadrate diagonal über der Füllung zusammenklappen und die Schnittkanten sorgfältig mit einer Gabel festdrücken. Die Oberfläche mit Milch bestreichen und die Taschen in einigem Abstand auf ein mit Backpapier ausgelegtem Blech setzen. Sie gehen beim Backen noch etwas auf. Im vorgeheiztem Backofen bei ca. 200°C auf der 2. Schiene von unten ca. 25 Min. backen. Auf einem Kuchengitter abkühlen lassen, mit Puderzucker bestäuben und sofort servieren.

Quark - Schnecken:

Den Teig zu einem Rechteck (½ cm dick) ausrollen.
Für die Füllung gibt es verschiedene Möglichkeiten, entweder bestreichen Sie die Teigplatte mit einer Nuß - Nougat - Creme, einer fertigen Mohnback - Mischung, einer Mischung von Nuß-Zucker-Zimt-Milch Dotterfrei. Oder sie streuen eine Mischung aus 50 g Rosinen/Korinthen, 60 g fein gehacktem Zitronat und 60 g gehackten Mandeln (oder andere Nüße) auf den Teig. Danach verteilen Sie noch ca. 30 g Zucker (evtl. mit Vanillinzucker oder Zimt gemischt) und etwa 100 g Margarine in sehr kleinen Flöckchen darüber.
Den Teig von der breiten Seite her aufrollen. Die Teigrolle mit einem scharfen Messer in ca. 1,5 cm breite Scheiben schneiden, ohne dabei die Füllung seitlich herauszudrücken. Die Schnecken in größerem Abstand auf ein mit Backpapier ausgelegtes Blech setzen und mit den Fingerspitzen gleichmäßig rund formen. Die Schnecken im vorgeheiztem Backofen bei ca. 200°C auf der 2. Schiene von unten ca. 20 - 25 Min. backen. Nach dem Erkalten mit einer Puderzuckerglasur bestreichen.

Obstkuchen auf dem Blech:

Den Teig auf einem eingefettetem Backblech ausrollen. Nach Ihrem Wunsch mit Obst belegen (Äpfel, Birnen, Pflaumen).
1 EL Dotterfrei mit 4 EL Wasser mischen, quellen lassen.
Mit etwas Milch, Zucker und Mehl verrühren. Auf das Obst geben. Bei 200°C im vorgeheizten Backofen auf der 2. Schiene von unten ca. 20 - 25 Min. backen.

Mohnstreuselkuchen:

Den Teig in eine gefettete Springform ⌀ 26 cm geben.
Ein Beutel Mohnback (Fertigmischung) darauf verteilen.
Streusel herstellen aus: 75 g Mehl 405
　　　　　　　　　　　　　　75 g Speisestärke
　　　　　　　　　　　　　　75 g Zucker
　　　　　　　　　　　　　　1 Prise Salz
　　　　　　　　　　　　　　½ gestr. TL Zimt
　　　　　　　　　　　　　　75 g flüssige Margarine
die Streusel auf den Kuchen geben. Im vorgeheizten Backofen bei 180 - 200°C, auf der 2. Schiene von unten, ca. 30 Min. backen.

Bienenstich

Bereiten Sie einen Quark-Öl-Teig wie auf Seite 93 beschrieben zu.
Den Teig in eine gefettete Springform ⌀ 26 cm. geben.
Für den Belag: 120 g Margarine schmelzen
120 g Zucker
60 g kernige Haferflocken
60 g gehobelte Mandeln
ca. 2-2,5 EL Sahne oder Sojacreme

alles zusammen mit einander verrühren, die Masse auf dem Teig verteilen.
Im vorgeheizten Backofen bei ca. 200°C, auf der 2. Schiene von unten, ca. 25 Min. backen.
Den Kuchen auskühlen lassen, vorsichtig aus der Form nehmen und einmal in der Mitte durchschneiden. Den unteren Kuchenboden bestreichen Sie mit folgender Buttercreme:
1/2 Milch
1 Pck. Vanillepuddingpulver
2 gestr. EL Zucker

nach der Zubereitungsvorschrift auf dem Puddingpäckchen einen Pudding herstellen, auf Zimmertemperatur abkühlen lassen.
125 g weiche Margarine

mit dem Handrührgerät gut schaumig schlagen, die Puddingmasse nach und nach unter Rühren dazugeben.
Die Creme sollte gleichmäßig gerührt sein.
Den oberen Kuchenboden in Kuchenstücke schneiden und einzeln auf die Creme setzen. Im Kühlschrank kalt stellen.

Inhaltsverzeichnis für Rezepte

Rhabarberkuchen mit Baiser	81
Zwetschgen - Streuselkuchen	83
Kirsch - Schokoladenkuchen	85
Sandkuchen	86
Erdbeer - Joghurt - Cremetorte	87
Knuspergebäck	89
Kaffee - Spritzgebäck	90
Haferflockenhäufchen	91
Quark-Öl-Teig	93
Quark - Schnecken	94
Obstkuchen auf dem Blech	95
Mohnstreuselkuchen	95
Bienenstich	96

Noch ein Wort.......

An dieser Stelle möchte ich mich für die gute Behandlung sowie Unterstützung bei der Gemeinschaftspraxis für Kardiologie - Nephrologie/Dialyse/ Apherese Dr.med.Heigl, Dr.med. Hettich, Priv.Doz.Dr.med. Arendt in Kempten bedanken.

Ebenfalls möchte ich mich bei der Firma Fresenius (DALI-System), recht herzlich für die großzügige Unterstützung und Beratung durch Herrn Dr. Rammo bedanken.

Außerdem möchte ich mich für die Informationen von der Firma Diamed-Medizintechnik (MDF-System) und der Firma Braun - Medizintechnik (HELP-System) bedanken.

Ich möchte mich auch recht herzlich bei meiner Frau Karin bedanken, Sie befasst sich seit fünf Jahren mit cholesterinarmer Ernährung.
Sie entwickelt immer wieder neue cholesterinarme Back- und Kochrezepte.
Unsere Kinder, der Sohn 7 Jahre und unsere Tochter 1½ Jahre haben von mir die Fettstoffwechselkrankheit vererbt bekommen, beide Kinder sind mit einem sehr hohen Cholesterinspiegel zur Welt gekommen.
Würde meine Frau sich nicht so intensiv mit unserer Ernährung befassen, würde es uns gesundheitlich bestimmt schlechter gehen.
In diesem Buch haben wir nur ein paar Backrezepte veröffentlicht, damit Sie sehen, dass es gar nicht so schwer ist cholesterinarm zu backen.

Im Band 2 werden wir wesentlich mehr Back- und Kochrezepte sowie cholesterinarme Rezepte für Weihnachtsplätzchen veröffentlichen.

Ein paar Informationen in diesem Buch sind von der Deutschen Gesellschaft zur Bekämpfung von Fettstoffwechselstörungen und ihren Folgeerkrankungen DGFF (Lipid-Liga) e.V. entnommen.

Aus; "Der Lipidreport" 1 von 04/2000, "Lipidreport" 2 von 11/1999 und aus dem Cholesterin - Ratgeber 2. Auflage von 1996.

Außerdem werden wir im Band 2 sehr ausführlich über die verschiedenen Apherese - Systeme schreiben, so dass Sie über deren Funktion und Arbeitsweise genauer Bescheid wissen.

Die Nährwertangaben sind aus der GU Nährwert - Kalorien - Tabelle Neuausgabe 2000/01 entnommen.

Nützliche Adressen

Trisana GmbH
Nahrungsergänzungen
Seeshaupter Str. 58
82377 Penzberg
Tel:08856 - 9367-0
Fax:08856 - 9367-10

Vegetarier-Bund Deutschland e.V.
Geschäftsstelle
Blumenstr. 3
30159 Hannover
Tel:0511 - 3632050
Fax:0511 - 3632007

Fresenius HemoCare
Adsorber Technologie GmbH
DALI-Apherese-Systeme
Frankfurter Str. 6-8
66606 St. Wendel
Tel:06851 - 807 256
Fax:06851 - 807 444

Diamed Medizintechnik
MDF-System
Stadtwaldgürtel 77
50935 Köln
Tel: 0221 - 940 5000

Braun Medizintechnik
HELP - System
Schwarzenbergerweg 73-79
34212 Melsungen
Tel: 05661 - 712709

Lipid-Liga e.V.
Deutsche Gesellschaft zur Bekämpfung von Fettstoffwechselstörungen und ihren Folgeerkrankungen. DGFF
Waldklausenweg 20
81377 München
Tel: 089 - 7191001

Allergieverein in Europa e.V.
Geschäftsstelle
Marienstr. 57
99817 Eisenach
Tel/Fax: 03691 - 213088

Verband für unabhängige Gesundheitsberatung Deutschland e.V.
Keplerstr. 1
35390 Gießen

Cholesterinberatung-Allgäu
Postfach 1629
D-87520 Sonthofen
E-Mail: cholesterins@aol.com

Leben mit der Apherese
(Blutfettwäsche)
Aus der Sicht eines Patienten
Mit vielen cholesterinarmen
Backrezepten

Durch die enorm hohen Behandlungskosten sprechen die Ärzte und auch Krankenkassen selten von einer Apherese -Therapie.
Eine Behandlung kostet ca. 2.200 bis 2.700 DM. In diesem Buch möchte ich Ihnen alles Wichtige über die Apherese-Therapie vermitteln, vom Genehmigungsverfahren bis hin zur Behandlung.
Mit vielen cholesterinarmen Backrezepten und einigen cholesterinarmen Rezepte für Weihnachtsplätzchen.
Sowie wichtige nützliche Tips für Apherese-Patienten.

Das Buch erscheint ca. August 2001